La Cura del Estrés

Usando El Cerebro Para Restablecer Las Hormonas Y Reducir La Inflamación

Por Joe Correa

Publicado por **Live Stronger Faster**

Primera edición

Tabla de Contenido

Introducción 4

Capítulo 1: Cómo el Estrés Reconfigura el Cerebro y el Cuerpo 10

Capítulo 2: Cortisol, Hormonas y la Biología de la Calma – Restaurando el Equilibrio Desde el Interior 18

Capítulo 3: La Conexión con la Inflamación — Cómo el Estrés Alimenta la Enfermedad y Cómo Revertirla 26

Capítulo 4: Reprogramando el Sistema Nervioso — Del Modo de Supervivencia al Modo de Sanación 34

Capítulo 5: El Reinicio Mente–Cuerpo — Técnicas Diarias para Reentrenar tu Respuesta al Estrés 41

Capítulo 6: Sanación a Través del Sueño — Cómo el Descanso Repara el Cerebro y Reequilibra las Hormonas 49

Capítulo 7: Armonía Hormonal — Equilibrando la Conexión entre el Estrés y las Hormonas Sexuales para la Energía y la Estabilidad Emocional 56

Capítulo 8: Alquimia Emocional — Transformando la Ansiedad y la Ira en Energía de Sanación 64

Capítulo 9: La Conexión del Cerebro Sanador (Usando la Neuroplasticidad para Reconstruir la Salud y la Vitalidad) 71

Capítulo 10: El Plan de Autosanación (Creando una Práctica Diaria para una Salud de por Vida) 78

Epílogo: Regresando a la Calma Interior 85

Introducción

El estrés se ha convertido silenciosamente en la epidemia invisible de la era moderna. Se esconde detrás de nuestra productividad, de nuestra conexión constante y de nuestra interminable búsqueda de más. El cerebro, que originalmente fue diseñado para protegernos mediante breves ráfagas de adrenalina y cortisol, ahora vive en un estado constante de alerta. El resultado es que un sistema que antes era maravillosamente adaptable comienza a volverse en nuestra contra, provocando desequilibrios hormonales, inflamación crónica, aumento de peso, ansiedad, depresión e incluso enfermedades autoinmunes. Sin embargo, lo que muchas personas aún no comprenden es que el propio cerebro tiene la clave para revertir este patrón. Los mismos circuitos neuronales que desencadenan las respuestas de estrés pueden reprogramarse para inducir calma, equilibrar las hormonas y reducir la inflamación en todo el cuerpo. Este libro está dedicado a mostrarte cómo hacerlo.

El propósito de **La Cura del Estrés** no es eliminar el estrés —eso es imposible— sino transformar tu relación con él. El cerebro puede aprender a interpretar las señales de estrés de manera diferente, reduciendo el daño biológico que causan. A través de la neuroplasticidad, la atención plena, la regulación de la respiración y la reformulación mental, puedes entrenar tu cerebro para convertir el estrés de una fuerza destructiva en una fuerza sanadora. Esto no es pensamiento positivo ni psicología ilusoria. Es neurociencia, respaldada por décadas de investigación que demuestran cómo la percepción de amenaza del cerebro determina directamente la producción hormonal y las reacciones inflamatorias. Cuando el cerebro se siente seguro, el cuerpo sana. Cuando percibe peligro —real o imaginado— inunda el torrente sanguíneo con mensajeros químicos que lentamente desgastan todos los sistemas del cuerpo.

Comprender esta conexión lo cambia todo. El estrés crónico no solo te hace sentir tenso: cambia tu biología. Altera tu microbioma intestinal, ralentiza la digestión, debilita el sistema inmunológico, eleva el azúcar en la sangre e incluso acelera el envejecimiento celular al acortar los telómeros. Interfiere con el sueño, la concentración y la estabilidad emocional. Pero la verdad esperanzadora es que estos efectos pueden revertirse. El cerebro humano es capaz de restablecer la homeostasis, el equilibrio natural donde cada órgano y cada hormona funcionan en sincronía. Cuando entrenas tu cerebro para activar el sistema nervioso parasimpático —el modo de "descanso y reparación"— inicias un proceso profundo de sanación. Este proceso no requiere medicamentos, aislamiento ni cambios drásticos en el estilo de vida. Comienza con conciencia y pequeñas prácticas intencionales que reconfiguran tu cerebro para la calma y el control.

A lo largo de este libro descubrirás que el estrés no es tu enemigo, sino un mensaje de tu cuerpo indicando que algo necesita equilibrio. Es una señal, no una sentencia. Cada vez que respondes al estrés de manera consciente —con una respiración, un cambio de perspectiva o un momento de gratitud— literalmente estás cambiando tu cerebro. La amígdala, que gobierna el miedo y los instintos de supervivencia, se vuelve menos reactiva, mientras que la corteza prefrontal, responsable del razonamiento y la toma de decisiones, se fortalece. Con el tiempo, tu cerebro deja de enviar falsas alarmas a tu cuerpo, reduciendo la secreción de cortisol y adrenalina. A medida que esto sucede, los marcadores de inflamación comienzan a disminuir, tu sistema inmunológico se reequilibra y tu energía regresa. Empiezas a sentirte más ligero, más claro y más resiliente.

Este libro te llevará paso a paso a través del proceso de reiniciar la respuesta de estrés de tu cerebro. Aprenderás cómo activar el nervio vago mediante técnicas de respiración y relajación, cómo utilizar la visualización para reducir la inflamación y cómo establecer rituales diarios de entrenamiento mental que transformen tu fisiología. También descubrirás cómo ciertos pensamientos —a menudo sutiles e inconscientes— te mantienen atrapado en un ciclo crónico de estrés. Al identificar y reemplazar estos patrones de pensamiento, no solo sanas emocionalmente, sino también bioquímicamente. Hormonas como el cortisol, la insulina y la adrenalina comienzan a estabilizarse, mientras que la serotonina, la dopamina y la oxitocina aumentan de forma natural, generando sensaciones de calma y conexión.

Es importante entender que la gestión del estrés no se trata de evitarlo, sino de adaptarse. No puedes controlar todos los factores externos —tu trabajo, tus relaciones o los acontecimientos del mundo— pero sí puedes controlar tu respuesta interna. Tu cerebro, mediante un entrenamiento constante, puede convertirse en un poderoso regulador de tu salud. Puedes enseñarle a interpretar los desafíos como oportunidades de crecimiento en lugar de amenazas. Puedes entrenarlo para enviar señales de seguridad a tus órganos y células. Incluso puedes utilizarlo para revertir condiciones inflamatorias que han persistido durante años. La neurociencia moderna confirma ahora que la percepción de la mente tiene más poder sobre la química del cuerpo de lo que antes se imaginaba.

Al final de este recorrido, verás el estrés desde una perspectiva completamente diferente. Lo comprenderás como un proceso biológico sobre el cual puedes influir, no como una fuerza incontrolable que dicta tu vida. Entenderás que tus pensamientos no son abstractos: son impulsos eléctricos que moldean tus hormonas y tus respuestas inmunológicas. Te darás cuenta de que la relajación no es un lujo, sino una necesidad terapéutica. Los ejercicios y conocimientos presentados en **La Cura del Estrés** están diseñados para darte un control práctico sobre tu fisiología, permitiéndote vivir más tiempo, envejecer más lentamente y sentirte emocionalmente más ligero.

En última instancia, **La Cura del Estrés** trata sobre la libertad: la libertad de las cadenas físicas y mentales creadas por la tensión crónica. Se trata de recuperar el ritmo natural de tu cerebro y enseñarle a trabajar a tu favor en lugar de en tu contra. Ya sea que estés lidiando con ansiedad, fatiga, desequilibrios hormonales o dolor crónico, este libro te mostrará cómo aprovechar la capacidad del cerebro para calmar la inflamación y restaurar la armonía. La cura para el estrés no se encuentra en escapar de la vida, sino en dominarla. A través de la conciencia, la constancia y el reentrenamiento deliberado de tu mente, puedes reiniciar tu cerebro, equilibrar tus hormonas y despertar un estado de salud que se irradia a través de cada célula de tu cuerpo.

Capítulo 1: Cómo el Estrés Reconfigura el Cerebro y el Cuerpo

El estrés no es inherentemente malo; de hecho, es uno de los sistemas biológicos más antiguos diseñados para protegernos del peligro. Sin embargo, en el mundo actual, el mismo mecanismo que alguna vez salvó a nuestros antepasados de los depredadores ahora se activa en respuesta a correos electrónicos, fechas límite, discusiones y preocupaciones financieras. El cerebro no puede distinguir entre una amenaza física y una emocional; simplemente reacciona. Esta respuesta automática comienza en la amígdala —el sistema de alarma del cerebro— que envía señales urgentes al hipotálamo y a la glándula pituitaria, iniciando la liberación de hormonas del estrés como la adrenalina y el cortisol. Esta cadena de reacciones prepara al cuerpo para la supervivencia aumentando la frecuencia cardíaca, la presión arterial y el estado de alerta. Pero cuando este estado de emergencia se vuelve crónico, todo el sistema comienza a fallar.

El estrés crónico reconfigura el cerebro fortaleciendo las vías neuronales asociadas con el miedo, la ansiedad y la vigilancia constante. La amígdala se vuelve hiperactiva, mientras que la corteza prefrontal —la parte racional del cerebro responsable de la toma de decisiones— se ve suprimida. Este cambio hace que sea más difícil pensar con claridad, tomar decisiones calmadas o sentirse emocionalmente estable. Al mismo tiempo, el hipocampo, responsable de la memoria y el aprendizaje, comienza a reducir su tamaño debido a la exposición prolongada al cortisol. El resultado es un ciclo de reactividad: cuanto más estrés sientes, más se programa tu cerebro para percibir el mundo como una amenaza, lo que a su vez aumenta el estrés. Romper este ciclo es posible, pero requiere un reentrenamiento deliberado de la forma en que el cerebro procesa e interpreta la información.

Uno de los efectos más perjudiciales del estrés crónico es el desequilibrio hormonal. El cortisol, a menudo llamado la "hormona del estrés", cumple muchas funciones beneficiosas: regula el metabolismo, controla la inflamación y ayuda en la formación de la memoria. Sin embargo, cuando el cortisol permanece elevado durante demasiado tiempo, interrumpe casi todos los sistemas del cuerpo. Puede suprimir la función tiroidea, reducir las hormonas reproductivas, debilitar la respuesta inmunológica y promover el almacenamiento de grasa, especialmente alrededor del abdomen. En las mujeres puede provocar ciclos irregulares y dominancia de estrógenos. En los hombres reduce los niveles de testosterona y la energía. Estas alteraciones hormonales afectan aún más el estado de ánimo, el sueño y el bienestar general. Lo que comienza como estrés mental pronto se convierte en un desequilibrio físico.

Otra consecuencia importante es la inflamación. Hoy en día los científicos saben que el estrés psicológico crónico puede causar inflamación de bajo grado en todo el cuerpo, contribuyendo a enfermedades como enfermedades cardíacas, diabetes, trastornos autoinmunes e incluso depresión. La inflamación es la respuesta de sanación del cuerpo, pero bajo estrés constante nunca se apaga. El sistema inmunológico se vuelve hiperactivo, liberando citoquinas que atacan tejido sano. Por eso muchas enfermedades relacionadas con el estrés se manifiestan como fatiga, dolores corporales, niebla mental o problemas digestivos. La conexión entre el cerebro y el sistema inmunológico es tan fuerte que cambiar tus patrones mentales puede literalmente cambiar tu perfil inflamatorio.

La neuroplasticidad —la capacidad del cerebro para reorganizarse— es la clave para revertir el daño causado por el estrés. Cada pensamiento y reacción crea o fortalece conexiones neuronales. Al elegir conscientemente la calma, la gratitud y la atención plena, envías señales de seguridad al cerebro. Con el tiempo, la amígdala se tranquiliza y la corteza prefrontal recupera el control. Este proceso no es instantáneo; requiere repetición y constancia. Prácticas simples como la respiración diafragmática, la meditación, la visualización y la reformulación de pensamientos negativos pueden comenzar a remodelar tu arquitectura neuronal en cuestión de semanas. Estudios de neuroimagen han demostrado que las personas que practican mindfulness tienen un mayor volumen del hipocampo y menor activación de la amígdala que quienes no lo practican.

El objetivo es entrenar al cerebro para interpretar el estrés de manera diferente. En lugar de percibirlo como peligro, el cerebro puede aprender a etiquetar los desafíos como manejables, temporales e incluso beneficiosos. Este cambio de percepción activa el sistema nervioso parasimpático —el modo de "descanso y reparación"— que contrarresta la respuesta al estrés. La frecuencia cardíaca disminuye, la digestión mejora, las hormonas se equilibran y la inflamación disminuye. Esto no es solo resiliencia emocional; es resiliencia biológica. El cuerpo comienza a repararse desde el interior hacia el exterior.

En los capítulos posteriores exploraremos cómo implementar rituales diarios de entrenamiento cerebral para mantener equilibrado el sistema nervioso, incluyendo reinicios del estrés por la mañana, pausas mentales a mitad del día y métodos de descompresión por la noche. Por ahora, comprende que el estrés crónico no es una sentencia de por vida. Tu cerebro no está permanentemente dañado. Es adaptable, está vivo y espera nuevas instrucciones. Cada momento en que eliges la calma en lugar del caos, estás alterando físicamente la química de tu cerebro. El proceso de sanación no comienza con medicamentos ni con escapar de la vida, sino con conciencia y reentrenamiento mental deliberado. El estrés puede haber reconfigurado tu cerebro, pero tú tienes el poder de reconfigurarlo nuevamente.

Estoy a salvo

María estaba sentada en su automóvil fuera de su oficina, agarrando el volante mientras el reloj se acercaba a las 9:00 de la mañana. Su pecho se sentía apretado y su respiración era superficial. Cada mañana se sentía así: la descarga de adrenalina, los pensamientos acelerados, el temor de enfrentar otro día exigente. Se había convencido de que esto era normal, que todo el mundo se sentía así antes de trabajar. Pero en el fondo sabía que algo no estaba bien. Su médico le había mencionado recientemente que sus niveles de cortisol estaban por las nubes. Sus hormonas estaban desequilibradas y sus marcadores de inflamación eran altos. Su cuerpo estaba en crisis, aunque nada en su vida externa parecía peligroso.

La transformación de María comenzó una noche después de que un ataque de pánico la llevara a la sala de emergencias. Los exámenes salieron normales, pero las palabras del médico se quedaron con ella:
"Tu cuerpo está reaccionando como si estuviera huyendo de un tigre —pero no hay ningún tigre".

Esa noche María no podía dejar de pensar en esa frase. Si su cerebro estaba enviando señales falsas de peligro, entonces tal vez la cura no era otra pastilla, sino reentrenar su mente. Comenzó a leer sobre neuroplasticidad, mindfulness y la capacidad del cerebro para cambiarse a sí mismo. Cuanto más aprendía, más se daba cuenta del poder que tenían sus pensamientos para moldear su realidad.

Al principio, los cambios fueron pequeños. Empezó sus mañanas con respiración profunda en lugar de revisar correos electrónicos. Colocaba su mano sobre el pecho y repetía:
"Estoy a salvo".

Se sentía extraño, incluso un poco ridículo, pero en pocos días notó que su ritmo cardíaco se calmaba más rápido. La tensión en sus hombros comenzó a desaparecer. Empezó a practicar cinco minutos de meditación antes de sus reuniones. Sus compañeros de trabajo notaron que estaba más tranquila y más concentrada. No era que su carga de trabajo hubiera cambiado; era que su cerebro había cambiado. Los circuitos responsables del miedo y la urgencia ya no dominaban la química de su cuerpo.

Las semanas se convirtieron en meses y María continuó practicando. Visualizaba su amígdala como una pequeña luz de alarma que se iba apagando lentamente cada día.

Imaginaba su corteza prefrontal —el centro del razonamiento tranquilo— fortaleciéndose con cada respiración. Empezó a dormir mejor, su piel se aclaró y la inflamación crónica que le causaba dolor en las articulaciones comenzó a desaparecer. Incluso sus análisis de sangre mostraron mejoras en el equilibrio hormonal. Era como si su cerebro hubiera dado permiso a su cuerpo para sanar.

Una tarde, durante su hora de almuerzo, se sentó bajo un árbol fuera de su edificio de oficinas. Por primera vez en años no se sentía apurada ni ansiosa. Observó cómo las hojas se movían con el viento y sintió el sol en su rostro. Su mente estaba tranquila. Se dio cuenta de que había reprogramado su cerebro para experimentar paz en lugar de pánico. Las mismas vías neuronales que antes alimentaban el estrés ahora creaban quietud. María sonrió, entendiendo que había curado la causa, no solo los síntomas.

Su camino no consistió en eliminar todos los desafíos —todavía tenía plazos, facturas y responsabilidades familiares— pero su cerebro ya no los percibía como amenazas. Había reconfigurado su biología. Cuando surgían situaciones estresantes, hacía una pausa, respiraba profundamente y su cuerpo respondía de manera diferente. Su pulso se mantenía estable. Sus músculos no se tensaban. Su sistema inmunológico permanecía equilibrado. Así es como se ve la sanación: no como un milagro, sino como la inteligencia natural del cuerpo activada por una mente tranquila.

La historia de María nos recuerda que el cerebro no es nuestro enemigo, sino nuestro mayor aliado en la sanación. Siempre responderá a los mensajes que le enviemos. Cuando lo alimentamos con miedo, crea enfermedad. Cuando lo alimentamos con seguridad y gratitud, crea restauración. Cada pensamiento, cada respiración y cada pausa es una oportunidad para reiniciar el cerebro y el cuerpo. La cura del estrés no se encuentra en cambiar el mundo que nos rodea, sino en cambiar cómo nuestro cerebro lo percibe. La sonrisa tranquila de María se convirtió en la prueba viviente de que aquello que alguna vez la debilitó ahora la había hecho más fuerte —no por casualidad, sino por diseño consciente.

Capítulo 2: Cortisol, Hormonas y la Biología de la Calma — Restaurando el Equilibrio Desde el Interior

El cortisol es una de las hormonas más mal comprendidas del cuerpo humano. A menudo se le llama la "hormona del estrés", pero en realidad no es algo negativo por naturaleza; de hecho, es esencial para la supervivencia. El cortisol ayuda a regular el metabolismo, controlar la presión arterial, reducir la inflamación y mantener el ciclo de sueño y vigilia. Es el movilizador de energía del cuerpo, diseñado para ayudarte a enfrentar desafíos y recuperarte de ellos. El problema surge cuando el cortisol nunca se apaga. Cuando el estrés se vuelve crónico, esta hormona inunda el sistema de forma constante, confundiendo al cuerpo y agotando al cerebro.

En un estado equilibrado, el cortisol sigue un ritmo natural diario conocido como el ciclo diurno. Alcanza su punto máximo temprano en la mañana, ayudándote a despertar alerta y listo para actuar, y luego disminuye gradualmente durante el día, alcanzando su punto más bajo por la noche para prepararte para el descanso. Pero cuando tu cerebro percibe peligro constante —incluso por desencadenantes psicológicos como la preocupación, el multitasking o la sobreexposición a pantallas— este ritmo se altera. El cortisol puede aumentar durante la noche, provocando insomnio y cansancio por la mañana. Con el tiempo, esta inversión del ritmo contribuye a la ansiedad, la niebla mental y un sistema inmunológico debilitado. Aprender a restaurar el ritmo natural del cortisol es uno de los pasos más importantes hacia la salud a largo plazo y la estabilidad emocional.

El cortisol elevado de forma crónica afecta mucho más que el sueño y la energía; secuestra todo el ecosistema hormonal. El hipotálamo y la glándula pituitaria —los "centros de mando" del sistema endocrino— se sobreestimulan y comienzan a enviar señales irregulares a la tiroides, las glándulas suprarrenales y los órganos reproductivos. Esto puede provocar síntomas como aumento de peso, cambios de humor, problemas digestivos, caída del cabello y desequilibrios hormonales. En las mujeres, el estrés a menudo contribuye a fluctuaciones de estrógeno y progesterona, lo que puede provocar ciclos irregulares o problemas relacionados con la perimenopausia. En los hombres, el estrés prolongado suprime la producción de testosterona, lo que conduce a una reducción de la motivación y la energía. Estas alteraciones crean un círculo de retroalimentación en el que el desequilibrio hormonal amplifica el estrés, y el estrés empeora aún más el desequilibrio hormonal.

El cuerpo, sin embargo, es increíblemente adaptable. Cuando se le proporciona el entorno adecuado, puede recalibrarse de forma natural. El primer paso para sanar es cambiar del estado simpático de "lucha o huida" al modo parasimpático de "descanso y reparación". Aquí es donde se restablece el equilibrio hormonal y la inflamación disminuye. Respirar profundamente a través del diafragma, pasar tiempo en la naturaleza y practicar la gratitud son métodos científicamente comprobados para activar esta respuesta de sanación. Los estudios muestran que tan solo dos minutos de respiración lenta o mindfulness pueden reducir significativamente los niveles de cortisol y aumentar la producción de hormonas calmantes como la serotonina y la oxitocina.

Otro componente fundamental para restaurar el equilibrio hormonal es el sueño. Durante el sueño profundo, los niveles de cortisol disminuyen, la hormona del crecimiento aumenta y el cuerpo se repara a sí mismo. Cuando este proceso se interrumpe debido al insomnio provocado por el estrés, el cerebro no puede eliminar toxinas a través del sistema glinfático. Con el tiempo, esto provoca fatiga cognitiva e inestabilidad emocional. Crear una rutina nocturna que le indique al cerebro que es seguro descansar —atenuar las luces, evitar pantallas y practicar respiración lenta— permite que el cortisol se restablezca de forma natural. La exposición a la luz solar natural por la mañana y el movimiento suave ayudan a reforzar un ritmo saludable.

La nutrición también desempeña un papel poderoso en la restauración hormonal. El consumo elevado de azúcar, cafeína y alimentos procesados mantiene altos los niveles de cortisol y desestabiliza el azúcar en la sangre. Comer comidas equilibradas ricas en fibra, grasas omega-3, magnesio y antioxidantes ayuda a calmar el sistema nervioso. Hierbas como la ashwagandha, la rhodiola y la albahaca sagrada se conocen como adaptógenos porque ayudan al cuerpo a adaptarse al estrés de manera más eficiente. La hidratación también es esencial, ya que incluso una leve deshidratación puede aumentar la producción de cortisol y la frecuencia cardíaca. Cuando nutres tu cuerpo, le enseñas a tu cerebro que está apoyado y seguro, la base de toda sanación.

Restaurar el equilibrio desde el interior requiere paciencia. La regulación del cortisol no ocurre de la noche a la mañana, pero las pequeñas acciones consistentes se acumulan con el tiempo. A medida que comienzas a alinear tus hábitos diarios con los ritmos naturales de tu cuerpo, tu cerebro recibe un nuevo mensaje: la amenaza ha terminado. Este mensaje activa una recalibración hormonal. Tu energía se estabiliza, tu digestión mejora y tus emociones se vuelven más fáciles de manejar. La calma no es algo que encuentres afuera; es algo que tu cerebro y tu cuerpo aprenden a recrear internamente. Cuanto más practiques, más rápido se adaptará tu biología. Con el tiempo, el cortisol vuelve a su ritmo adecuado y tu cuerpo comienza a funcionar nuevamente en armonía —no reaccionando al mundo, sino en sincronía con él.

Cortisol las 24 horas

Daniel era el tipo de hombre que se enorgullecía de su productividad. Como director de una empresa de diseño en crecimiento, trabajaba largas horas, dependía de la cafeína y revisaba su teléfono antes de abrir completamente los ojos por la mañana. Durante años creyó que su energía provenía de su ambición, pero en realidad provenía del cortisol. No sabía que su impulso constante y su incapacidad para relajarse eran síntomas de una respuesta al estrés sobrecargada. Su médico le había advertido sobre su presión arterial alta y sus niveles elevados de cortisol, pero Daniel lo ignoró.
"Descansaré cuando las cosas se calmen", decía, aunque nunca lo hacían.

No fue hasta que una mañana sus manos comenzaron a temblar mientras sostenía su café que se dio cuenta de que algo estaba realmente mal. Se sentía exhausto pero acelerado, como si su cuerpo estuviera gritando por descanso mientras su cerebro se negaba a desacelerar. Una noche sin dormir se convirtió en una semana de insomnio, y pronto incluso las decisiones simples se sentían abrumadoras. No estaba simplemente cansado: estaba agotado mental y físicamente. Cuando un amigo cercano sugirió que estaba sufriendo una desregulación crónica del cortisol, Daniel se mostró escéptico. Pero la desesperación lo volvió más abierto. Comenzó a investigar cómo el estrés afectaba las hormonas, y lo que descubrió cambió todo.

Daniel aprendió que su cuerpo no estaba roto, sino mal guiado. Años de presión mental habían convencido a su cerebro de que estaba en peligro, manteniendo los niveles de cortisol elevados las veinticuatro horas del día. Decidió hacer un experimento consigo mismo: reentrenaría su cuerpo para volver a sentirse seguro. Cada mañana, en lugar de revisar correos electrónicos, salía a caminar unos minutos al aire libre. Los primeros días parecían inútiles. Su mente gritaba:
"No tienes tiempo para esto".

Pero después de una semana notó algo sutil: su ritmo cardíaco se calmaba más rápido después de reuniones estresantes. Comenzó a dormir un poco mejor. La tensión en sus hombros empezó a desaparecer.

Añadió pequeños rituales a lo largo del día. Hacía una pausa antes de comer para tomar tres respiraciones profundas. Dejó de tomar café después del mediodía. Empezó a escribir en un diario antes de dormir, anotando una cosa por la que se sentía agradecido y otra que quería dejar ir. Poco a poco, su cuerpo comenzó a responder. Su energía matutina regresó de forma natural —no gracias a la cafeína, sino a un pico saludable de cortisol. Sus noches volvieron a ser tranquilas. Se despertaba renovado por primera vez en años. Sus amigos notaron que su tono había cambiado: más calmado, más centrado, más paciente.

Después de tres meses, un nuevo examen confirmó lo que él ya sentía: sus niveles de cortisol se habían normalizado. Su presión arterial mejoró y su sueño era profundo y reparador. Pero lo que más le impresionó no fueron los números, sino lo diferente que se sentía la vida. Las situaciones estresantes ya no lo controlaban. Su cuerpo ya no reaccionaba como si estuviera bajo ataque. Se dio cuenta de que la calma no era pereza; era fortaleza. Había reprogramado su biología para trabajar con él en lugar de contra él.

Una tarde, Daniel se paró en su balcón observando el atardecer, recordando la versión de sí mismo que no podía dejar de perseguir lo siguiente. Ese hombre creía que la paz se ganaba a través del agotamiento. Ahora sabía que la paz provenía de la alineación. Sus hormonas, su respiración y sus pensamientos finalmente estaban trabajando juntos. Mientras el cielo cambiaba de dorado a naranja profundo, sonrió —no porque hubiera eliminado el estrés, sino porque lo había dominado. Su cuerpo había aprendido el lenguaje de la calma y, por primera vez, lo hablaba con fluidez.

Capítulo 3: La Conexión con la Inflamación — Cómo el Estrés Alimenta la Enfermedad y Cómo Revertirla

La inflamación es el mecanismo natural de defensa del cuerpo, diseñado para proteger y reparar. Cuando te cortas un dedo o luchas contra un virus, la inflamación envía células inmunológicas al área afectada para sanarla. En breves períodos, es algo que salva vidas. Sin embargo, cuando el cerebro continúa enviando falsas alarmas debido al estrés crónico, el sistema inmunológico permanece activo indefinidamente. Esta activación constante conduce a lo que los científicos llaman inflamación sistémica de bajo grado, una condición silenciosa que daña lentamente los tejidos, altera las hormonas y debilita todos los sistemas de órganos del cuerpo. Hoy se entiende como una causa raíz de muchas enfermedades crónicas, incluyendo enfermedades cardíacas, diabetes, trastornos autoinmunes, depresión y Alzheimer. El vínculo entre el estrés y la inflamación es uno de los descubrimientos más profundos de la medicina moderna, porque demuestra cómo la mente puede influir directamente en la salud física.

La respuesta al estrés comienza en el cerebro, pero se manifiesta en el cuerpo a través de hormonas como el cortisol y la adrenalina. Cuando estas hormonas permanecen elevadas durante largos períodos, alteran el comportamiento de las células inmunológicas. En lugar de trabajar de forma eficiente, estas células se vuelven hiperactivas y liberan sustancias químicas proinflamatorias llamadas citoquinas. Las citoquinas son necesarias en pequeñas cantidades, pero en exceso comienzan a atacar tejidos sanos. Este fuego interno provoca fatiga, dolor en las articulaciones, problemas digestivos e incluso afecciones en la piel. Es el costo biológico del sufrimiento emocional. Cada pensamiento ansioso o miedo no resuelto se convierte en una señal que perpetúa la inflamación.

El cerebro y el sistema inmunológico están en comunicación constante a través de lo que se conoce como el eje neuroinmunológico. Esto significa que tu estado mental —tus pensamientos, creencias y percepciones— puede desencadenar reacciones inmunológicas con tanta fuerza como una infección física. El estrés crónico, el resentimiento o la tristeza profunda envían señales al cerebro de que el entorno no es seguro. El cuerpo responde activando vías inflamatorias para prepararse para una lesión que nunca llega. Con el tiempo, esta defensa equivocada se convierte en la propia enfermedad. Lo que alguna vez fue protección ahora se convierte en destrucción. Comprender esta conexión es esencial para revertir la inflamación crónica desde su origen.

Revertir la inflamación inducida por el estrés no requiere medicamentos costosos ni desintoxicaciones extremas. Comienza calmando el sistema nervioso y reprogramando el cerebro para que deje de enviar señales de emergencia. Prácticas como la respiración profunda, la meditación, la risa, escribir un diario de gratitud y el movimiento suave activan el sistema nervioso parasimpático, lo que reduce la liberación de hormonas del estrés y suprime las citoquinas inflamatorias. Los estudios muestran que las personas que meditan regularmente tienen niveles más bajos de proteína C reactiva (PCR), uno de los principales marcadores de inflamación. La ciencia es clara: cuando la mente se siente segura, el cuerpo deja de atacarse a sí mismo.

La nutrición también desempeña un papel fundamental en este proceso. Las dietas antiinflamatorias ricas en verduras de hoja verde, vegetales coloridos, nueces, semillas, aceite de oliva y ácidos grasos omega-3 ayudan a regular la función inmunológica. Al mismo tiempo, el azúcar refinado, los alimentos procesados, el alcohol y las grasas trans amplifican las respuestas inflamatorias. El intestino, a menudo llamado el "segundo cerebro", produce neurotransmisores como la serotonina y se comunica directamente con el sistema inmunológico. Cuando el estrés altera las bacterias intestinales, debilita la barrera intestinal, permitiendo que toxinas pasen al torrente sanguíneo —una condición conocida como intestino permeable— lo que alimenta aún más la inflamación. La sanación comienza tanto en la mente como en el microbioma.

El paso final para revertir la inflamación es la liberación emocional. Aferrarse a la ira, la culpa o la tristeza puede mantener activa la respuesta al estrés incluso cuando la vida parece tranquila. La energía emocional que no se expresa no desaparece; se almacena en el cuerpo, a menudo manifestándose como dolor o enfermedad. El mindfulness, la terapia, escribir en un diario y el perdón son herramientas poderosas para liberar esta acumulación interna. Cuando las heridas emocionales sanan, el cerebro deja de enviar señales de angustia y la inflamación disminuye de forma natural. Esto no es filosofía abstracta: es biología medible. Tus pensamientos literalmente moldean tu perfil inmunológico.

La conexión entre la inflamación y el estrés demuestra que la salud no depende solo de lo que comes o de cómo te mueves, sino también de lo que piensas y cómo te sientes. El estrés no es solo un estado mental; es un evento bioquímico. Cuando dominas tu respuesta al estrés, dominas tu biología. La cura para la inflamación no se encuentra luchando contra el cuerpo, sino enseñándole que está a salvo. Cuando el cerebro aprende que ya no necesita defenderse, comienza a reparar. Y es entonces cuando comienza la verdadera sanación —desde el interior hacia el exterior.

No más café para Samantha

Samantha era una enfermera de 42 años que había pasado su carrera ayudando a otros a sanar, pero su propio cuerpo parecía estar deteriorándose. Se despertaba cada mañana rígida y agotada, con dolor en las articulaciones y el estómago inflamado. Su médico le había diagnosticado artritis reumatoide temprana y le había recetado medicamentos, pero en el fondo sabía que el dolor había comenzado mucho antes del diagnóstico. Había empezado durante años de estrés emocional: cuidar a sus padres mayores, atravesar un divorcio difícil y trabajar interminables turnos nocturnos. Su cuerpo había absorbido cada gramo de tensión que nunca tuvo tiempo de liberar.

Una noche, mientras investigaba sobre la inflamación en internet, encontró un estudio que relacionaba el estrés crónico con la disfunción inmunológica. La idea de que sus pensamientos y emociones pudieran influir en su dolor la fascinó. Comenzó a preguntarse: si el estrés podía crear enfermedad, ¿podría la paz crear sanación? Decidida a averiguarlo, Samantha comenzó a hacer pequeños cambios. Cada mañana, antes de revisar su teléfono, se sentaba en silencio con una mano sobre el corazón y respiraba profundamente durante tres minutos. Al principio se sentía extraño, pero notó que su cuerpo se sentía más ligero después.

Reemplazó su desayuno apresurado de café y pasteles por avena, frutos rojos y nueces. Dejó de comer tarde en la noche y comenzó a escribir sobre sus emociones en un diario. Por primera vez en años se permitió llorar —no por debilidad, sino como una forma de liberación. Cada lágrima se sentía como si estuviera limpiando años de tensión almacenada en sus músculos. Después de dos semanas, notó que su dolor era ligeramente menos intenso. Su energía mejoró y su digestión se volvió más estable. Animada por estos cambios, continuó.

Samantha también comenzó a practicar mindfulness durante sus turnos. Cuando los pacientes se volvían exigentes o surgían emergencias, se entrenaba para respirar lentamente en lugar de reaccionar impulsivamente. Visualizaba una luz azul tranquila fluyendo por su cuerpo, enfriando el fuego interno que había alimentado durante años sin darse cuenta. Cuanto más practicaba, menos dolor sentía. Sus compañeros comenzaron a decirle que se veía diferente: más tranquila, más feliz, más radiante. Ella sonreía, dándose cuenta de que su sanación no provenía de una receta médica, sino de su propio sistema nervioso encontrando finalmente la paz.

Meses después, su reumatólogo revisó sus análisis de sangre con incredulidad. Sus marcadores inflamatorios habían disminuido significativamente. La hinchazón en sus articulaciones se había reducido y su movilidad había regresado. Él le preguntó qué nuevo tratamiento había probado. Samantha respondió simplemente:
"Dejé de luchar contra mi vida."

Explicó cómo había aprendido a respirar a través de la tensión, a perdonarse por el pasado y a nutrir su cuerpo con alimentos que sanaban en lugar de dañar. Su médico asintió, mitad escéptico, mitad asombrado, mientras ella sonreía sabiendo su secreto: había enseñado a su cerebro que estaba a salvo.

Una noche, después de un largo turno, Samantha se paró junto a la ventana de su habitación observando la luz de la luna sobre los árboles. Su cuerpo estaba tranquilo, su mente en silencio. Pensó en todos los años que había pasado creyendo que la sanación tenía que venir desde afuera: de la medicina, de otras personas, de algo que pudiera comprar. Ahora entendía que la sanación era un trabajo interior. Cada momento de paz que cultivaba calmaba su sistema inmunológico. Cada acto de bondad hacia sí misma apagaba la inflamación. Había convertido su mayor dolor en su mayor maestro. Mientras apagaba la luz, su último pensamiento antes de dormir fue un susurro para sí misma:

"Mi cuerpo está sanando porque mi mente finalmente se siente segura."

Capítulo 4: Reprogramando el Sistema Nervioso — Del Modo de Supervivencia al Modo de Sanación

El sistema nervioso es el centro de control de la experiencia humana. Interpreta cada sonido, pensamiento y sensación, decidiendo si el cuerpo debe luchar, huir o relajarse. Cuando percibe una amenaza, activa la rama simpática —la respuesta de "lucha o huida". Cuando se siente seguro, activa la rama parasimpática —el sistema de "descanso y reparación". El problema para la mayoría de las personas modernas es que su sistema nervioso permanece atrapado en modo de supervivencia mucho después de que el peligro ha pasado. Esta activación crónica es lo que mantiene elevadas las hormonas del estrés, los músculos tensos, la digestión lenta y el sueño inquieto. Para sanar, debemos reprogramar el sistema nervioso para pasar más tiempo en modo de sanación.

Cada pensamiento que tienes envía señales a tu sistema nervioso. Cuando revives recuerdos dolorosos, te preocupas por el futuro o reaccionas ante pequeñas irritaciones diarias, tu cerebro trata esos eventos mentales como amenazas reales. Envía un mensaje a través del hipotálamo para liberar adrenalina y cortisol, acelerando tu pulso y tensando tus músculos. Cuanto más ocurre esto, más automático se vuelve.

Tu cuerpo aprende el miedo como un hábito. La reprogramación comienza rompiendo este ciclo: enseñando a tu cerebro que la calma es segura y puede mantenerse. Este reentrenamiento no requiere terapias complejas; requiere constancia, presencia y paciencia.

El primer paso para reprogramar el sistema nervioso es la conciencia. Debes aprender a notar cuándo tu cuerpo entra en modo de supervivencia. Las señales incluyen respiración superficial, tensión en la mandíbula, pensamientos acelerados y presión en el pecho. En el momento en que reconoces estas señales, puedes interrumpirlas con una acción consciente. Respirar lenta y profundamente por la nariz y exhalar más tiempo del que inhalas activa el nervio vago, que le indica al cuerpo que es seguro relajarse. Con el tiempo, esta práctica enseña a tu cerebro que la paz, y no el pánico, es el estado natural. Esta es la base de la sanación del sistema nervioso.

El movimiento es otra herramienta esencial de reprogramación. El trauma, el estrés y la ansiedad se almacenan en los músculos y en la fascia —el tejido conectivo del cuerpo. Actividades rítmicas suaves como caminar, estirarse, bailar o practicar yoga ayudan a liberar la energía atrapada y a calmar el sistema nervioso. Cuando se combinan con la conciencia de la respiración, estos movimientos envían señales poderosas de seguridad al cerebro. La clave es moverse lentamente y con intención, prestando atención a las sensaciones en lugar de al rendimiento. El objetivo no es el desempeño, sino la presencia.

La reprogramación emocional es igualmente importante. El sistema nervioso no distingue entre dolor emocional y dolor físico. La ira reprimida, la culpa o la tristeza pueden mantener tu cuerpo atrapado en un estado defensivo. Expresar estas emociones de forma segura —mediante la escritura, el arte o la terapia— permite que el sistema nervioso libere la tensión acumulada. Cuando las emociones fluyen libremente, el cuerpo ya no necesita protegerse de ellas. Por eso la liberación emocional suele traer alivio físico; el cerebro deja de percibir amenazas ocultas.

Otro aspecto fundamental es crear un entorno de seguridad. El sistema nervioso prospera con la previsibilidad y la estabilidad. El caos, el desorden o la estimulación constante envían señales de peligro al cerebro. Simplificar tu entorno, establecer rutinas y reducir la exposición a medios que generan estrés ayuda a que tu cerebro reduzca su estado de alerta. Del mismo modo, cultivar relaciones basadas en la confianza y el apoyo refuerza la sensación de seguridad. Los seres humanos están diseñados para la conexión, y la oxitocina —la hormona liberada durante interacciones sociales positivas— contrarresta directamente los efectos del cortisol. La calma es contagiosa, tanto interna como externamente.

Finalmente, reprogramar el sistema nervioso requiere gratitud y visualización. Cuando visualizas sanación, seguridad y paz, tu cerebro comienza a creerlo. Las neuronas se activan siguiendo el mismo patrón como si el evento fuera real. La visualización literalmente construye nuevas conexiones neuronales para la calma. La gratitud amplifica este efecto al cambiar el enfoque del miedo hacia la apreciación, enviando al cerebro la señal de que la vida no es una amenaza sino un regalo. La combinación de conciencia, respiración, movimiento, liberación emocional, seguridad y gratitud crea un ciclo completo de reprogramación. Con la práctica, pasas del modo de supervivencia al modo de sanación —no luchando contra el sistema nervioso, sino enseñándole a recordar la paz.

No más pánico silencioso

Elena había vivido la mayor parte de su vida en un estado de pánico silencioso. En la superficie parecía tranquila: una profesora exitosa, una madre dedicada, una amiga confiable. Pero por dentro, su mente nunca dejaba de correr. Se sobresaltaba con cualquier ruido inesperado, se despertaba a las 3 de la madrugada repasando los eventos del día y sentía su corazón acelerarse antes incluso de salir de la cama. Años de estrés habían entrenado a su sistema nervioso para permanecer en alerta, como si algo malo estuviera siempre a punto de suceder. Cuando aprendió sobre la respuesta de "lucha o huida", sintió que estaba leyendo su propia biografía. Por primera vez entendió que su agotamiento no era debilidad, sino fisiología.

Decidida a cambiar, Elena comenzó su proceso de reprogramación con un solo acto: respirar. Cada mañana, antes de revisar su teléfono, se sentaba en silencio e inhalaba profundamente durante cuatro segundos, exhalando durante seis. Al principio, su mente se resistía. Los pensamientos llegaban como olas, exigiendo atención. Pero continuó, diciéndose que cada exhalación era una señal para su cuerpo de que estaba a salvo. En dos semanas comenzó a notar cambios sutiles: sus hombros se sentían más ligeros y su sueño más profundo. El caos del mundo no había cambiado, pero su respuesta a él sí.

Comenzó a incorporar movimiento suave después del trabajo: estiramientos de yoga, caminatas cortas alrededor de la cuadra o simplemente permanecer de pie afuera unos minutos descalza para sentirse conectada con la tierra. Dejó de correr de una tarea a otra y empezó a prestar atención a las sensaciones de su cuerpo: el aire sobre su piel, el ritmo de sus pasos, el canto de los pájaros en la distancia. Cada momento de conciencia era otro mensaje de seguridad para su sistema nervioso. Poco a poco, su mente comenzó a confiar en que podía relajarse.

El verdadero avance llegó cuando empezó a liberar sus emociones. Elena había pasado años reprimiendo el dolor por la muerte de su madre, fingiendo ser fuerte por su familia. Pero cuando comenzó a escribir en su diario, las palabras fluyeron: tristeza, arrepentimiento, nostalgia. Lloró por primera vez en años. Sintió como si un peso que ni siquiera sabía que llevaba se estuviera levantando. Esa noche durmió sin despertarse ni una sola vez. Comprendió entonces que las emociones no eran enemigas; eran señales que pedían ser sentidas. Su cuerpo ya no necesitaba protegerla de ellas.

Con el paso de los meses, Elena transformó su entorno. Ordenó su casa, la llenó de luz suave y música tranquila, y creó una rutina matutina que comenzaba con gratitud en lugar de urgencia. Dejó de ver las noticias por la noche y las reemplazó por la lectura de historias inspiradoras. Pasó más tiempo con amigos que la hacían reír. Cada uno de estos cambios le decía a su sistema nervioso: "Aquí estás a salvo". Sus dolores de cabeza desaparecieron, su digestión mejoró y dejó de vivir con miedo a lo desconocido.

Una tarde, sentada en el porche viendo el atardecer, Elena se dio cuenta de algo profundo: su cuerpo ya no se estremecía ante el silencio. Durante años, la quietud le había parecido peligrosa, como si significara vulnerabilidad. Ahora se sentía sagrada. Sonrió al sentir una paz profunda en su pecho que antes estaba llena de tensión. Su sistema nervioso había aprendido un nuevo lenguaje: el lenguaje de la calma. No había escapado de su vida; había reentrenado su cuerpo para vivirla de manera diferente. Su mente ya no necesitaba protección constante y su cuerpo ya no necesitaba defenderse. Elena había cruzado la línea invisible entre la supervivencia y la sanación.

Capítulo 5: El Reinicio Mente–Cuerpo – Técnicas Diarias para Reentrenar tu Respuesta al Estrés

La sanación del estrés crónico no es un evento único, sino una práctica diaria: un reentrenamiento deliberado de la conexión mente–cuerpo. El sistema nervioso aprende a través de la repetición, y así como puede condicionarse para permanecer en modo de supervivencia, también puede condicionarse para vivir en calma. El concepto de un "reinicio mente–cuerpo" se basa en el principio de la neuroplasticidad: el cerebro cambia según lo que experimenta con mayor frecuencia. Cada respiración, pensamiento y movimiento que realizas envía señales que fortalecen las vías de la tensión o las vías de la paz. Cuando practicas la calma a diario, incluso por momentos breves, enseñas a tu cerebro y a tu cuerpo a regresar a ese estado de forma natural.

La primera y más efectiva técnica de reinicio es la respiración consciente. La mayoría de las personas vive con un patrón de respiración superficial que le indica al cerebro que el peligro está cerca. La respiración profunda diafragmática invierte este mensaje de inmediato. Prueba el ritmo 4–6: inhala por la nariz durante cuatro segundos, mantén un segundo y exhala por la boca durante seis. Esto activa el nervio vago, reduciendo la frecuencia cardíaca y los niveles de cortisol. Cuando se practica con constancia, el cuerpo comienza a asociar la respiración profunda con seguridad, creando un reflejo automático de calma que se activa durante los momentos de estrés.

La segunda técnica consiste en el escaneo corporal, la práctica de llevar la atención a cada parte del cuerpo para liberar tensiones ocultas. A lo largo del día, el cuerpo acumula pequeñas dosis de estrés en los hombros, la mandíbula, el estómago y el pecho. Al cerrar los ojos y recorrer mentalmente el cuerpo desde la cabeza hasta los pies, puedes notar dónde existe rigidez y respirar hacia esas zonas. Con la repetición, esta conciencia enseña al cerebro a identificar y liberar la tensión física antes de que se acumule. Con el tiempo, el cerebro deja de reaccionar de forma exagerada al estrés porque sabe que la relajación siempre está disponible.

La tercera técnica es la reformulación emocional. Cada evento estresante activa una historia interna: una interpretación que alimenta o disuelve la carga emocional. Por ejemplo, el pensamiento "No puedo con esto" activa el estrés, mientras que "Esto es un desafío del que puedo aprender" promueve la resiliencia. Las palabras que eliges generan reacciones bioquímicas. Cuando reformulas conscientemente pensamientos negativos en pensamientos fortalecedores, reduces los niveles de adrenalina y fortaleces los circuitos neuronales de confianza. Este cambio es sutil pero poderoso. Cuanto más practicas la reformulación, más tu cuerpo responde con estabilidad en lugar de pánico.

La cuarta herramienta diaria de reinicio es el movimiento combinado con la atención plena. El cuerpo necesita liberar la energía generada por las hormonas del estrés; de lo contrario, queda atrapada y genera inquietud e inflamación. Caminar suavemente, estirarse, practicar tai chi o yoga con plena atención a la respiración puede ayudar a eliminar el exceso de cortisol y liberar la tensión acumulada. Incluso cinco minutos de movimiento consciente pueden reiniciar el sistema nervioso. Cuando te mueves con conciencia, tu cuerpo aprende que el movimiento puede ser seguro: no solo una vía de escape del estrés, sino un retorno al equilibrio.

La quinta técnica es el enraizamiento a través de la conciencia sensorial. La mente suele vagar hacia el futuro o el pasado, generando ansiedad. Llevar la atención de vuelta al momento presente le dice al sistema nervioso que no existe una amenaza inmediata. Puedes hacerlo en cualquier lugar: notando la sensación de tus pies en el suelo, la textura de un objeto en tu mano, el sonido de los pájaros o el aroma del aire. Este enraizamiento sensorial conecta el cuerpo con la realidad y te saca del peligro imaginado. Es una de las formas más simples, y a la vez más olvidadas, de reentrenar la respuesta al estrés.

Finalmente, uno de los reinicios diarios más transformadores es la reflexión de gratitud. La gratitud cambia el enfoque del cerebro de la carencia a la abundancia, del miedo a la apreciación. Este cambio emocional aumenta la dopamina y la serotonina, equilibrando el estado de ánimo y reduciendo el estrés. Escribir tres cosas por las que te sientes agradecido cada noche envía una poderosa señal de seguridad a tu mente subconsciente. Con el tiempo, tu cerebro comienza a buscar lo positivo en el mundo en lugar de lo amenazante. Este cambio único puede reconfigurar tu percepción de la vida.

Juntas, estas técnicas diarias forman un sistema completo para reiniciar la respuesta al estrés. No están diseñadas para ejecutarse perfectamente, sino para practicarse con constancia. Incluso una o dos de estas prácticas, realizadas a diario, pueden comenzar a reprogramar tu cerebro. El objetivo es crear nuevas asociaciones: hacer que la paz, y no el pánico, sea la reacción automática de tu cuerpo. Con el tiempo, la calma se convierte en tu estado base y el estrés pierde su dominio. El reinicio mente–cuerpo no se trata de control, sino de cooperación. Estás enseñando a tu cuerpo a confiar nuevamente en la vida.

Reentrenando tu respuesta al estrés

Marcus era un ingeniero de software de 39 años que vivía con tensión constante. Sus hombros siempre estaban rígidos, su mandíbula apretada y dormir parecía un lujo que rara vez podía permitirse. La presión de las fechas límite y el ruido digital constante habían reconfigurado su cerebro en un estado permanente de alerta. Incluso cuando no estaba trabajando, su mente seguía girando: repasando tareas, analizando errores y preocupándose por lo que podría salir mal después. Sabía que no podía vivir así para siempre, pero no sabía cómo detenerlo. La meditación le parecía imposible, las vacaciones ofrecían solo alivio temporal y su cuerpo empezaba a deteriorarse.

Todo cambió una noche cuando su pecho se tensó tanto que pensó que estaba teniendo un ataque al corazón. El médico de urgencias le dijo que se trataba de un episodio de pánico causado por el estrés. Le recetaron medicamentos y le dieron una advertencia:
"Necesitas reentrenar tu respuesta al estrés."

Esa palabra se quedó resonando en su mente: reentrenar. Decidió tratar su sanación como uno de sus proyectos de programación: de manera sistemática, experimental y diaria.

Marcus comenzó con algo simple: la respiración. Cada mañana se sentaba en la mesa de su cocina, cerraba los ojos y seguía un ritmo 4–6. Inhalar por la nariz durante cuatro segundos, exhalar por la boca durante seis. Al principio, sus pensamientos se rebelaban, saltando entre listas de tareas y preocupaciones. Pero persistió. En una semana notó que sus mañanas se sentían menos caóticas. Su cuerpo ya no entraba en pánico tan rápido cuando surgía el estrés laboral. La respiración se convirtió en su botón de reinicio: la línea entre el caos y el control.

Luego añadió un escaneo corporal antes de dormir. Se acostaba, cerraba los ojos y recorría mentalmente su cuerpo desde la cabeza hasta los pies. Descubrió tensiones ocultas en lugares que había ignorado durante años: el cuello, el estómago y la parte baja de la espalda. Cada vez que exhalaba, imaginaba que la tensión se derretía. Después de algunas noches, comenzó a dormir más profundamente. Era como si su cuerpo finalmente hubiera recibido permiso para descansar.

Marcus también experimentó con la reformulación emocional. En lugar de decir "No puedo con esto" cuando los proyectos se volvían abrumadores, lo reemplazó por "Daré un paso a la vez". Esa sola frase cambió cómo se sentía su cuerpo. La presión en su pecho disminuyó y su energía se estabilizó. Se dio cuenta de que sus pensamientos habían estado programando miedo en su sistema nervioso, y reformularlos era como reescribir su software interno.

Durante el mes siguiente integró caminatas conscientes en sus tardes. Dejaba su teléfono en casa y simplemente prestaba atención: al viento, al movimiento de sus piernas, al ritmo de su respiración. Se convirtió en una meditación en movimiento. Cada caminata vaciaba su mente y reemplazaba la ansiedad con claridad. Sus compañeros de trabajo comenzaron a notar su nueva energía tranquila y empezaron a pedirle consejos. Él sonreía, divertido al recordar que antes el estrés lo controlaba, y ahora su paz inspiraba a otros.

Cada noche Marcus escribía tres cosas por las que se sentía agradecido. Algunos días eran cosas simples:
"Buen café. Un momento de silencio. La risa de mi hija."

Pero incluso esas pequeñas reflexiones cambiaron algo profundo dentro de él. Empezó a buscar momentos positivos durante el día para tener algo que escribir por la noche. Su cerebro, antes afinado para detectar peligro, ahora buscaba alegría.

Meses después, se dio cuenta de que el estrés seguía existiendo —las fechas límite no habían desaparecido— pero su cuerpo respondía de manera diferente. Cuando surgía la tensión, su respiración se volvía lenta automáticamente. Su mente no se desbordaba. Había construido resiliencia, una pequeña práctica diaria a la vez. Una tarde, mirando por la ventana el atardecer sobre la ciudad, sonrió al saber que había reentrenado con éxito su respuesta al estrés.

La calma se había convertido en su nuevo código.

Capítulo 6: Sanación a Través del Sueño — Cómo el Descanso Repara el Cerebro y Reequilibra las Hormonas

El sueño no es un estado pasivo; es un proceso activo de restauración y reparación. Durante el sueño, el cerebro realiza tareas esenciales de mantenimiento que no pueden ocurrir mientras estás despierto. Consolida recuerdos, elimina toxinas y restablece el equilibrio hormonal. Cada sistema del cuerpo depende de un descanso de alta calidad para funcionar correctamente, desde la regulación del sistema inmunológico hasta el metabolismo y la estabilidad emocional. Sin embargo, en el mundo acelerado de hoy, el sueño se ha convertido en una de las formas de sanación más subestimadas. El estrés crónico, la exposición a pantallas por la noche y los horarios irregulares han alterado el ritmo circadiano natural del cuerpo, creando una privación generalizada de sueño y un caos hormonal.

La relación entre el estrés y el mal sueño es cíclica. El estrés aumenta el cortisol, manteniendo al cuerpo alerta cuando debería estar relajándose. El mal sueño, a su vez, eleva aún más el cortisol, perpetuando la fatiga y la ansiedad. El cerebro queda atrapado en un ciclo de sobreestimulación. Cuando esto ocurre, incluso los pequeños factores de estrés se sienten abrumadores porque la corteza prefrontal —el área responsable de la lógica y la toma de decisiones— se ve afectada por la falta de descanso. Al mismo tiempo, la amígdala, que controla la reactividad emocional, se vuelve hiperactiva. Este desequilibrio te hace más propenso a la ira, el miedo y la preocupación, lo que a su vez perturba aún más el sueño. Romper este ciclo requiere reentrenar tanto al cerebro como al cuerpo para reconocer la noche como un período sagrado de reparación.

Biológicamente, el cerebro utiliza el sueño para limpiarse a sí mismo a través de un sistema conocido como la red glinfática. Este sistema actúa como un mecanismo de lavado que elimina los desechos metabólicos y toxinas acumulados durante las horas de vigilia. Sin suficiente sueño profundo, estas toxinas se acumulan, contribuyendo a la niebla mental, la pérdida de memoria y el envejecimiento acelerado. El sueño profundo también regula hormonas como la melatonina, la hormona del crecimiento y la insulina, que desempeñan roles fundamentales en la recuperación y la regeneración. Cuando el cuerpo se ve privado de este reinicio nocturno, la inflamación aumenta, el sistema inmunológico se debilita y el equilibrio emocional se deteriora. El sueño no es un lujo; es la base de la resiliencia física y mental.

Para sanar a través del sueño, primero debes alinearte con tu ritmo circadiano natural, el reloj interno que regula el ciclo biológico de 24 horas. Este ritmo está controlado por la exposición a la luz. La luz del sol por la mañana le indica al cerebro que libere cortisol y aumente el estado de alerta, mientras que la oscuridad por la noche desencadena la liberación de melatonina, preparando al cuerpo para el descanso. La exposición a la luz azul artificial de las pantallas por la noche altera este ciclo, engañando al cerebro para que piense que todavía es de día. Una de las formas más simples y poderosas de mejorar el sueño es recibir diez minutos de luz solar por la mañana y evitar pantallas al menos una hora antes de dormir. Este hábito ayuda a reprogramar el mecanismo interno de sincronización del cuerpo.

Crear una rutina nocturna que le indique al cerebro que es seguro descansar es otro paso clave. El sistema nervioso no puede relajarse sin previsibilidad. Rituales simples como atenuar las luces, tomar una ducha caliente, escribir en un diario o escuchar música tranquila actúan como señales de que es momento de entrar en modo de sanación. Los ejercicios de respiración antes de dormir reducen la frecuencia cardíaca y el cortisol, mientras que la reflexión de gratitud cambia la mente de la preocupación a la calma. La constancia es esencial: acostarse y despertarse a la misma hora todos los días refuerza la estabilidad. Con el tiempo, tu cuerpo comienza a asociar la llegada de la noche con renovación en lugar de inquietud.

La nutrición y la temperatura también influyen en la calidad del sueño. Comer comidas pesadas o azucaradas antes de dormir puede elevar el azúcar en la sangre y alterar los ciclos de sueño profundo. En su lugar, es mejor consumir cenas ligeras y equilibradas ricas en magnesio, triptófano y carbohidratos complejos, que ayudan a promover la producción de serotonina y melatonina. Mantener el dormitorio fresco —entre 18 y 20 °C (65–68 °F)— favorece la disminución natural de la temperatura corporal que indica al organismo que es hora de dormir. Combinado con oscuridad y silencio, esto crea un entorno óptimo de sanación para el cerebro.

Por último, es importante comprender que el descanso va más allá del sueño nocturno. Las pausas durante el día —descansos breves, siestas cortas o momentos de quietud— actúan como microprocesos de reparación que refuerzan el sistema nervioso parasimpático. Cada momento de descanso le dice a tu cuerpo que está seguro, reduciendo la inflamación y conservando energía para la recuperación. El sueño no es una recompensa por el agotamiento; es una necesidad biológica que determina qué tan eficazmente puede sanar tu cuerpo. Cuando proteges tu sueño, proteges todos los sistemas de tu organismo, especialmente tu cerebro.

La historia de Naomi: "No más pantallas"

Naomi siempre había creído que dormir era opcional. Como joven emprendedora que estaba construyendo su startup, llevaba su agotamiento como una insignia de honor.
"Dormiré cuando tenga éxito", decía mientras bebía café a medianoche trabajando en su laptop.

Durante un tiempo, la adrenalina la mantuvo en marcha, pero con el paso del tiempo su cuerpo comenzó a rebelarse. Su piel empezó a tener brotes, su estado de ánimo se volvió impredecible y comenzó a olvidar cosas simples. Una noche, durante una llamada importante con un cliente, su mente se quedó completamente en blanco. Ese fue su momento de despertar.

Su médico le explicó que sus niveles de cortisol estaban anormalmente altos y su deuda de sueño era severa.
"Tu cerebro está agotado", le dijo con calma. "Necesita sanar".

Al principio Naomi se resistió. Estaba acostumbrada a exigirse al máximo, pero a medida que la niebla mental empeoraba y su energía disminuía, comprendió que no podía trabajar más que la propia biología. Comenzó a investigar cómo el sueño sana el cerebro y descubrió que sus hábitos mantenían su sistema nervioso en modo de supervivencia permanente. Decidida a cambiar, decidió tratar el sueño como su nueva prioridad empresarial.

Comenzó reiniciando sus noches. Una hora antes de dormir apagaba todas las pantallas y bajaba la intensidad de las luces de su apartamento. Las primeras noches fueron incómodas; su mente se resistía al silencio. Pero reemplazó el desplazamiento nocturno en redes sociales por escribir en un diario. Escribía tres cosas por las que se sentía agradecida y una cosa que estaba dispuesta a dejar ir. En una semana notó que se dormía más rápido y despertaba menos ansiosa. Su cuerpo parecía exhalar después de años de tensión acumulada.

Naomi también cambió sus mañanas. En lugar de darse la vuelta para revisar su teléfono, salía al exterior y dejaba que la luz del sol tocara su rostro durante unos minutos. El aire fresco y el calor del sol la hacían sentirse viva de una manera nueva. Durante las siguientes semanas, su sueño se volvió más profundo. Se despertaba con energía real en lugar de la alerta artificial de la cafeína. Sus pensamientos eran más claros y su creatividad regresó. Se dio cuenta de que el descanso no ralentizaba su progreso; lo amplificaba.

Comenzó a entender el sueño como una forma de medicina. Las noches en que priorizaba el descanso, sus emociones eran más estables, su concentración más aguda y su sistema inmunológico más fuerte. Cuando volvía a sus antiguos hábitos, sentía inmediatamente la diferencia: niebla mental, irritabilidad y fatiga. El sueño se había convertido en su sistema de retroalimentación más confiable. Cuanto más lo respetaba, más su cuerpo confiaba en ella.

Meses después, su empresa volvía a prosperar, pero esta vez trabajaba de manera diferente. Organizaba su jornada laboral según sus ritmos de energía en lugar de su agotamiento. Sus noches se volvieron sagradas: pantallas apagadas, velas encendidas y música tranquila sonando suavemente. El sueño se había convertido en su inversión más valiosa. Una noche, mientras se quedaba dormida, Naomi sonrió al darse cuenta de que el éxito nunca se trató de cuánto podía hacer sin descansar, sino de qué tan profundamente podía sanar mientras perseguía sus sueños. Su cerebro, antes sobrecargado e inflamado, ahora era su mayor aliado. A través del descanso había encontrado no solo energía, sino también paz.

Capítulo 7: Armonía Hormonal – Equilibrando la Conexión entre el Estrés y las Hormonas Sexuales para la Energía y la Estabilidad Emocional

El sistema hormonal del cuerpo funciona como una sinfonía. Cada hormona —cortisol, insulina, estrógeno, progesterona, testosterona, hormonas tiroideas y otras— cumple una función específica, pero todas dependen unas de otras para mantener el equilibrio. Cuando un instrumento se desafina, toda la composición se ve afectada. El estrés es el disruptor más común de esta armonía. La activación crónica de la respuesta al estrés eleva el cortisol, lo que a su vez suprime la producción de hormonas sexuales y afecta la función tiroidea. Este desequilibrio hormonal conduce a fatiga, cambios de humor, aumento de peso, insomnio y disminución de la motivación. Comprender cómo restaurar el equilibrio hormonal comienza con entender cómo el estrés roba el ritmo natural del cuerpo.

Cuando el cerebro percibe una amenaza, prioriza la supervivencia sobre la reproducción, la digestión y la reparación. El hipotálamo envía señales a las glándulas suprarrenales para liberar cortisol y adrenalina, desviando energía de funciones no esenciales. Este mecanismo biológico sirvió bien a nuestros antepasados en momentos de peligro, pero se vuelve destructivo cuando permanece activado constantemente. El estrés crónico de la vida moderna —fechas límite, conflictos emocionales y sobrecarga digital— mantiene elevados los niveles de cortisol, lo que lleva a lo que los endocrinólogos llaman "robo de pregnenolona". La pregnenolona es la hormona precursora a partir de la cual se producen tanto el cortisol como las hormonas sexuales. Cuando el cuerpo está bajo estrés constante, desvía la pregnenolona hacia la producción de cortisol, dejando menos disponible para el estrógeno, la progesterona y la testosterona. El resultado es una deficiencia hormonal y un desequilibrio.

En las mujeres, el cortisol elevado suele provocar ciclos menstruales irregulares, síndrome premenstrual, síntomas de perimenopausia e incluso problemas de fertilidad. También puede contribuir a la dominancia de estrógenos —un estado en el que los niveles de estrógeno son relativamente más altos que los de progesterona— causando hinchazón, irritabilidad y sensibilidad en los senos. En los hombres, el estrés crónico reduce los niveles de testosterona, lo que provoca fatiga, disminución de la libido, pérdida de masa muscular y retraimiento emocional. Ambos sexos experimentan una disminución de la motivación y del estado de ánimo, ya que la armonía hormonal está directamente conectada con el equilibrio de neurotransmisores. Los mismos mensajeros químicos que regulan el estrés también influyen en la serotonina, la dopamina y la oxitocina —las moléculas de la felicidad, la motivación y la conexión.

Reequilibrar este sistema comienza calmando el sistema nervioso y restaurando el ritmo natural del cortisol. El sueño profundo, la respiración lenta y la relajación consciente son fundamentales porque le indican al cerebro que el modo de supervivencia puede terminar. Una vez que el cortisol se estabiliza, el sistema endocrino comienza a reasignar recursos para reconstruir las hormonas sexuales y tiroideas. El movimiento suave, como el yoga, caminar o nadar, ayuda a estimular el flujo sanguíneo hacia las glándulas endocrinas y a regular la sensibilidad a la insulina, algo crucial para la reparación hormonal. El ejercicio excesivo, por el contrario, puede empeorar el desequilibrio al elevar aún más las hormonas del estrés. La clave es la moderación y la constancia: trabajar con el cuerpo, no contra él.

La nutrición es otro elemento esencial para restaurar la armonía hormonal. Las grasas saludables como el aguacate, el aceite de oliva, los frutos secos y las semillas proporcionan las materias primas necesarias para la síntesis hormonal. Las verduras crucíferas como el brócoli y la col rizada ayudan a la desintoxicación del hígado, permitiendo al cuerpo eliminar el exceso de estrógeno. El magnesio, el zinc y la vitamina B6 son fundamentales para la producción de progesterona y testosterona. La hidratación también es crucial, ya que las hormonas se transportan a través del torrente sanguíneo, que depende del equilibrio de líquidos. Reducir la cafeína, el azúcar y el alcohol permite que las glándulas suprarrenales se recuperen, mejorando naturalmente la comunicación hormonal.

Igualmente importante es la regulación emocional. Cada emoción envía señales químicas que influyen en la actividad hormonal. La ira o el miedo crónicos inundan el cuerpo con hormonas del estrés, mientras que la gratitud, la compasión y la alegría liberan oxitocina y dopamina, creando un estado de armonía interna. El autocuidado emocional —a través de escribir en un diario, la terapia o la conexión con otros— no es solo psicológico; es bioquímico. Cada emoción positiva que cultivas le dice a tu cerebro que el entorno es seguro, lo que impulsa al cuerpo a restaurar las funciones reproductivas y metabólicas.

La armonía hormonal no se trata de perfección, sino de ritmo. El cuerpo prospera cuando puede fluir entre actividad y descanso, estrés y calma, trabajo y juego. Cuando creas espacio para el equilibrio, el cerebro comienza a orquestar la sanación automáticamente. La energía regresa, el estado de ánimo se estabiliza y la chispa de la motivación se reaviva. El verdadero equilibrio hormonal no se logra forzando al cuerpo a obedecer, sino enseñándole a confiar nuevamente —a saber que es seguro prosperar.

Se despertó más tranquila

Isabella tenía 45 años, era exitosa en su carrera y estaba constantemente agotada. Durante meses había luchado con aumento de peso, irritabilidad y noches inquietas. Su médico le dijo que eran "solo hormonas", pero los medicamentos recetados no ayudaron. En el fondo, sabía que algo más profundo estaba mal. Su cuerpo se sentía como si hubiera olvidado cómo relajarse. Su vida era un ciclo de café por la mañana, estrés todo el día, vino por la noche y casi ningún descanso entre medio.

Una tarde, después de responder con enojo a un compañero de trabajo por un problema menor, Isabella se sentó sola en su automóvil y lloró. No estaba enojada; estaba agotada. Se dio cuenta de que había estado viviendo en modo de supervivencia durante años. Esa noche comenzó a investigar la conexión entre el estrés y las hormonas. Todo tenía sentido: su preocupación constante había sobrecargado sus glándulas suprarrenales, la falta de sueño había suprimido su progesterona y sus interminables listas de tareas habían drenado su energía. Decidió hacer un cambio —no una desintoxicación temporal, sino un reinicio completo de su sistema nervioso.

Comenzó con el sueño. Por primera vez en años estableció una hora para acostarse y la respetó. Apagó las pantallas, bajó la intensidad de las luces y escribió en su diario antes de cerrar los ojos. Al principio sus pensamientos corrían sin parar, pero en una semana su cuerpo comenzó a recordar cómo se sentía el descanso. Se despertaba más tranquila, y sus mañanas ya no estaban llenas de ansiedad. Luego añadió yoga suave cada mañana, enfocándose en la respiración en lugar de exigirse físicamente. Su cuerpo comenzó a relajarse.

Durante las semanas siguientes Isabella ajustó su alimentación. Reemplazó el café por té de hierbas, añadió grasas saludables y verduras de hoja verde, y redujo el azúcar. Sus antojos comenzaron a desaparecer. Más importante aún, empezó a sentirse emocionalmente estable nuevamente. Los cambios de humor que antes dominaban sus días se redujeron. Sus compañeros de trabajo notaron que sonreía más a menudo. Su cuerpo se estaba recalibrando, no por medicamentos, sino porque sus hormonas del estrés finalmente estaban equilibrándose con sus hormonas reproductivas.

También trabajó en la liberación emocional. En lugar de reprimir la frustración, aprendió a expresarla de manera constructiva. Comenzó a caminar después del trabajo para relajarse en lugar de servirse una copa de vino. Algunas tardes simplemente se sentaba en el porche mirando cómo cambiaban los colores del cielo, permitiéndose respirar sin culpa. La quietud que antes le generaba ansiedad ahora le resultaba sanadora. Cada momento de paz le decía a su cuerpo que era seguro volver a producir energía.

Tres meses después Isabella regresó al médico. Sus análisis mostraban mejoras en todos los indicadores: cortisol más bajo, mejor función tiroidea y un equilibrio saludable entre estrógeno y progesterona. Su médico le preguntó qué había hecho diferente. Ella sonrió suavemente y dijo:
"Dejé de luchar contra mi cuerpo."

Explicó cómo había aprendido a comer, moverse y pensar en armonía con su biología.

Esa noche, mientras estaba frente al espejo cepillándose el cabello, Isabella notó algo que no había visto en años: luz en sus ojos. La fatiga había desaparecido. Su cuerpo se sentía fuerte pero tranquilo, lleno de energía y al mismo tiempo en paz. Había encontrado armonía no a través del control, sino a través de la entrega. Susurró para sí misma: "Mi cuerpo sabe cómo sanar cuando lo dejo."

Por primera vez, realmente lo creyó.

Capítulo 8: Alquimia Emocional — Transformando la Ansiedad y la Ira en Energía de Sanación

Las emociones son energía en movimiento: señales biológicas poderosas diseñadas para guiarnos, no para castigarnos. Sin embargo, cuando emociones como la ansiedad, la ira o la tristeza se reprimen, se ignoran o se malinterpretan, quedan atrapadas en el cuerpo, manifestándose como estrés, tensión y, con el tiempo, enfermedad. La ciencia moderna confirma ahora lo que la sabiduría antigua ya sabía: la energía emocional afecta directamente a la fisiología. Cada emoción desencadena una cascada de reacciones hormonales y neuronales que influyen en la inmunidad, la digestión e incluso en la expresión genética. La ansiedad y la ira crónicas, en particular, mantienen al cerebro y al cuerpo en un estado constante de alarma. La alquimia emocional es el proceso de transformar esos estados intensos en energía de sanación a través de la conciencia, la expresión y la redirección.

La ansiedad comienza como una señal del sistema nervioso de que algo se percibe incierto o inseguro. Libera cortisol y adrenalina, aumentando el estado de alerta. En cantidades moderadas, esto es adaptativo: nos prepara para actuar. Pero cuando la ansiedad se vuelve crónica, inunda el sistema con una tensión constante. La amígdala se vuelve hiperactiva mientras que la corteza prefrontal, responsable del pensamiento racional, se ve suprimida. Esto dificulta distinguir entre un peligro real y un miedo imaginado. La clave para transformar la ansiedad no es eliminarla, sino reinterpretarla. Al entrenar al cerebro para ver la energía ansiosa como un mensajero y no como una amenaza, podemos convertir ese estado elevado en claridad, motivación y conciencia.

La ira funciona de manera similar. Es la forma en que el cuerpo expresa resistencia: una demanda de límites, justicia o cambio. Cuando se expresa conscientemente, la ira puede conducir al empoderamiento y a la transformación. Pero cuando se reprime o se expresa de manera explosiva, daña tanto la mente como el cuerpo. La ira reprimida conduce a depresión, tensión muscular y debilitamiento del sistema inmunológico, mientras que la rabia crónica mantiene al sistema nervioso simpático constantemente activado. La alquimia emocional enseña que la ira, cuando se reconoce y se redirige con compasión, se convierte en el fuego de la acción: una fuerza constructiva para la sanación en lugar de la destrucción.

El primer paso de la alquimia emocional es la conciencia. No puedes transformar aquello que te niegas a sentir. Al observar las emociones cuando aparecen —sin juzgarlas— activas la corteza prefrontal y debilitas el control de la amígdala. Nombrar la emoción en voz alta ("Siento ansiedad", "Siento ira") ya cambia la química del cerebro al trasladar el procesamiento de la reacción instintiva a la conciencia. Una vez identificadas, las emociones pueden expresarse de manera segura a través de vías saludables: respiración, escritura en un diario, movimiento o actividades creativas. Este proceso libera la energía atrapada, permitiendo que el sistema nervioso regrese al equilibrio.

El segundo paso es redirigir la energía. La ansiedad y la ira contienen una enorme fuerza: son la misma energía vital que impulsa la creatividad, el coraje y la resiliencia. La clave es dirigir esa energía hacia algo significativo. Transformar la ira en determinación o la ansiedad en preparación reconfigura las asociaciones del cerebro. Comienzas a percibir estas emociones no como enemigos, sino como catalizadores de crecimiento. Cuando aprovechas su energía de forma intencional, se convierten en poderosos aliados para la sanación.

El tercer paso es la compasión, hacia ti mismo y hacia los demás. Muchas personas sienten culpa por experimentar emociones intensas, creyendo que deben permanecer calmadas todo el tiempo. Pero las emociones no son signos de debilidad; son pruebas de que estamos vivos. La compasión libera oxitocina y serotonina, que calman la respuesta al estrés y restauran la armonía hormonal. Cuando recibes la ira con comprensión y la ansiedad con paciencia, enseñas a tu cerebro que es seguro sentir. Con el tiempo, tu espectro emocional se expande: te vuelves más resiliente, equilibrado y abierto de corazón.

El paso final de la alquimia emocional es la integración. Después de expresar y redirigir una emoción, es importante reflexionar sobre el mensaje que llevaba consigo. La ansiedad suele revelar dónde se necesita claridad o acción. La ira expone dónde se han cruzado límites. Al integrar estas lecciones, las emociones se convierten en maestras en lugar de tormentos. Tu energía se vuelve más ligera, tu mente más clara y tu cuerpo más relajado. La alquimia emocional no trata de perfección, sino de transformación: convertir emociones pesadas en oro utilizando la conciencia como el fuego que las refina.

Cómo Jordan aprendió a manejar su ira

Jordan siempre había tenido dificultades con la ira. De niño se manifestaba como rebeldía; de adulto se disfrazaba de control. Dirigía una pequeña agencia de marketing y se enorgullecía de su disciplina y precisión, pero debajo de esa apariencia su cuerpo estaba tenso, su mandíbula apretada y su paciencia al límite. La ansiedad lo seguía como una sombra. Cada retraso o error de su equipo se sentía como un ataque personal, cada correo de un cliente como una amenaza potencial. No se daba cuenta de que su sistema nervioso estaba atrapado en modo de supervivencia ni de que su ira era en realidad miedo disfrazado.

Después de un repentino ataque de pánico durante una reunión con un cliente, Jordan decidió que no podía seguir viviendo así. Un terapeuta le explicó que su ansiedad y su ira no eran defectos, sino señales: mensajes de su sistema nervioso indicando que algo necesitaba atención.
"No estás roto", le dijo. "Estás abrumado."

Esas palabras cambiaron todo. Por primera vez vio sus emociones como comunicación, no como caos.

Comenzó con algo pequeño. Cada mañana, antes de abrir su computadora portátil, se sentaba en silencio, cerraba los ojos y respiraba profundamente. Cuando aparecía la ansiedad, no la combatía. Colocaba su mano sobre el pecho y decía suavemente:
"Te escucho."

Cuando surgía la ira, no explotaba: escribía. Volcaba sus pensamientos en un cuaderno sin filtros. Al principio, las páginas estaban llenas de frustración y resentimiento. Pero poco a poco comenzaron a llenarse de comprensión. Empezó a notar patrones: su ira no era realmente por sus empleados, sino por su miedo al fracaso. Su ansiedad no era por las fechas límite, sino por el temor de no ser suficiente si no era perfecto.

Una tarde, después de un día especialmente estresante, Jordan salió a caminar. En lugar de repasar mentalmente las irritaciones del día, se concentró en su respiración y en lo que lo rodeaba: el olor de la lluvia, el sonido del tráfico desvaneciéndose a lo lejos. Mientras caminaba, sintió algo cambiar. La presión en su pecho se suavizó. El calor de la ira se transformó en una determinación tranquila. Comprendió que sus emociones no eran enemigas: eran energía que podía impulsarlo hacia adelante.

Durante los meses siguientes, Jordan convirtió esta nueva conciencia en una práctica diaria. Cuando surgía ansiedad antes de una presentación, la reformulaba:
"Esta es energía que me está preparando para concentrarme."

Cuando aparecía la frustración, hacía una pausa, respiraba y se preguntaba:
"¿Qué límite necesito establecer aquí?"

Comenzó a utilizar esa energía para crear estructura en su negocio: delegar tareas, comunicarse con mayor claridad y establecer metas realistas. Su equipo notó la diferencia de inmediato. La atmósfera en la oficina se volvió más ligera y cooperativa.

Cuanto más practicaba la alquimia emocional, más saludable se volvía. Su sueño mejoró, su presión arterial bajó y sus relaciones se fortalecieron. Una noche, después de finalizar un proyecto exitoso, miró a su alrededor en la oficina y sintió algo que no había experimentado en años: paz. Las mismas emociones que antes lo consumían ahora impulsaban su éxito. Comprendió que su mente y su cuerpo nunca habían estado en guerra; eran socios esperando ser escuchados.

De pie junto a la ventana, observando las luces de la ciudad parpadear, susurró para sí mismo:
"Ya no estoy luchando contra mis emociones. Estoy aprendiendo de ellas."

Por primera vez se sintió libre, no porque hubiera vencido su ira o su ansiedad, sino porque las había transformado. Se habían convertido en sus maestras, guiándolo hacia el equilibrio, la claridad y una calma duradera.

Capítulo 9: La Conexión del Cerebro Sanador (Usando la Neuroplasticidad para Reconstruir la Salud y la Vitalidad)

Durante décadas, los científicos creyeron que el cerebro era fijo, que después de la infancia su estructura ya no podía cambiar. Sin embargo, las investigaciones de las últimas tres décadas han derribado esa creencia. Hoy sabemos que el cerebro es extraordinariamente adaptable y capaz de reorganizarse a lo largo de toda la vida. Este fenómeno, conocido como **neuroplasticidad**, es la capacidad del cerebro para reorganizar las conexiones neuronales basándose en la experiencia, el pensamiento y el comportamiento. La neuroplasticidad es la base de la sanación. Significa que, sin importar cuánto te haya afectado el estrés, el trauma o la enfermedad, tu cerebro conserva el poder de reconstruirse y restaurarse, y al hacerlo, sanar también al cuerpo.

Cada pensamiento, emoción y acción crea una huella neuronal. Las experiencias repetidas fortalecen ciertas vías neuronales, mientras que las que no se utilizan se debilitan. El estrés crónico fortalece los circuitos neuronales del miedo, la vigilancia y la preocupación. Cuanto más se activan esas vías, más dominantes se vuelven. Sin embargo, cuando practicas de forma constante la calma, la gratitud y el enfoque positivo, activas y fortaleces redes alternativas de paz, creatividad y resiliencia. El cerebro comienza a favorecer estas vías de sanación mediante la repetición, creando una nueva base desde la cual experimentas la vida. Esto no es solo psicológico; es una reconfiguración biológica.

El proceso de sanación mediante la neuroplasticidad comienza con la conciencia. Para cambiar el cerebro, primero debes observar sus patrones. Observa tus pensamientos habituales, tus desencadenantes emocionales y las reacciones de tu cuerpo. Cuando te sorprendas rumiando o imaginando catástrofes, haz una pausa y redirige tu atención. Cada vez que cambias del estrés a la conciencia, interrumpes un patrón antiguo y creas la oportunidad de uno nuevo. Es en esos momentos de interrupción consciente donde comienzan a formarse nuevas conexiones neuronales.

La visualización es otra herramienta poderosa para activar la neuroplasticidad. El cerebro no distingue completamente entre experiencias imaginadas y reales; esto significa que visualizar sanación, fuerza y calma puede activar las mismas regiones cerebrales que experimentarlas en la realidad. Los atletas olímpicos utilizan esta técnica para mejorar su rendimiento, y los pacientes que se recuperan de enfermedades la usan para acelerar su recuperación. Por ejemplo, imaginar que respiras profundamente, caminas con confianza o te sientes lleno de vitalidad envía impulsos eléctricos a través de los mismos circuitos motores y emocionales que el movimiento real. Con el tiempo, la visualización se convierte en un ensayo mental para la sanación, entrenando al cerebro para esperar bienestar en lugar de enfermedad.

El movimiento y la atención plena también son esenciales. El ejercicio aumenta la producción del **factor neurotrófico derivado del cerebro (BDNF)**, una proteína que favorece el crecimiento y la reparación de las neuronas. Por eso incluso la actividad física ligera —como caminar, practicar yoga o estirarse— mejora el estado de ánimo y la claridad mental. Cuando se combina con mindfulness, el arte de observar los pensamientos sin juzgarlos, se crea un entorno ideal para la reorganización cerebral. El mindfulness desacelera el cerebro reactivo y fortalece la corteza prefrontal, dándote mayor control sobre tus respuestas al estrés. Juntos, el movimiento y la atención consciente le dicen a tu cerebro que la vida es segura, reprogramando el sistema nervioso hacia la sanación.

Otro principio clave de la neuroplasticidad es el aprendizaje impulsado por las emociones. El cerebro cambia con mayor eficacia cuando hay emoción y significado. Esto significa que aprender con alegría, inspiración o propósito es mucho más poderoso que hacerlo por obligación. Cuando participas en actividades que te generan placer o sentido —tocar música, cultivar un jardín, escribir o conectar con otros— tu cerebro libera dopamina, lo que mejora la motivación y la memoria. Esta carga emocional acelera la reorganización neuronal. En otras palabras, la sanación ocurre más rápido cuando se siente bien.

Finalmente, la repetición y la constancia consolidan las nuevas vías neuronales. Así como los músculos se fortalecen con el uso repetido, las redes neuronales crecen mediante la activación constante. Pequeñas acciones diarias —como la meditación, las afirmaciones, la gratitud y la visualización— crean nuevas conexiones que gradualmente se vuelven automáticas. Al principio puede sentirse extraño, porque los viejos circuitos de estrés y duda se resisten al cambio. Pero con persistencia, el cerebro cambia su estado predeterminado de supervivencia a seguridad, de enfermedad a vitalidad. La neuroplasticidad demuestra que la sanación no solo es posible, sino inevitable cuando le das a tu cerebro las señales adecuadas.

Saliendo del modo de supervivencia

Evelyn había pasado años luchando contra la fatiga crónica. No importaba cuánto durmiera, siempre se despertaba agotada. Los médicos realizaron pruebas tras pruebas, recetando suplementos y cambios de estilo de vida, pero nada funcionaba. En el fondo, ella sentía que el problema no era solo físico, sino neurológico. Su cuerpo no estaba roto; su cerebro estaba atrapado en modo de supervivencia. Un amigo le regaló un libro sobre neuroplasticidad y, mientras lo leía, algo dentro de ella despertó. La idea de que su cerebro podía sanarse a sí mismo le dio esperanza por primera vez en años.

Comenzó a experimentar con pequeños cambios. Cada mañana, antes de levantarse de la cama, visualizaba energía llenando su cuerpo como una luz dorada, recorriendo sus células y llenándola de vitalidad. Al principio no sentía nada, pero continuó. Dos semanas después notó cambios sutiles. Sus pensamientos se sentían más ligeros. Sus mañanas ya no eran tan pesadas. Su cerebro, antes nublado por la fatiga, comenzó a sentirse vivo nuevamente.

Animada, Evelyn incorporó movimiento consciente a su día. En lugar de obligarse a realizar entrenamientos intensos, empezó a caminar lentamente con atención plena. Prestaba atención a su respiración, al calor del sol sobre su piel y al ritmo de sus pasos. Estos momentos se convirtieron en meditaciones en movimiento: oportunidades para que su sistema nervioso experimentara seguridad. Cuanto más se movía con conciencia, más energía sentía después. Era como si su cerebro estuviera aprendiendo que el movimiento podía restaurarla en lugar de agotarla.

También comenzó a practicar gratitud antes de dormir. Incluso en los días difíciles, escribía tres cosas que apreciaba: el sabor del té, una palabra amable de un amigo o la comodidad de su hogar. Con el tiempo, este ritual nocturno cambió su enfoque. En lugar de repasar preocupaciones, su cerebro empezó a buscar momentos de alegría. Una noche, mientras estaba acostada, se dio cuenta de que no había sentido la familiar ola de ansiedad que solía aparecer antes de dormir. Su mente estaba aprendiendo paz.

Pasaron los meses y la transformación de Evelyn se hizo más profunda. Notó que su postura había cambiado: se mantenía más erguida, con los hombros relajados. Ya no reaccionaba al estrés como antes. Cuando surgían desafíos inesperados, hacía una pausa, respiraba y elegía la calma. Su cerebro había desarrollado nuevas configuraciones predeterminadas. En una visita de seguimiento con su médico, los resultados mostraron niveles hormonales normales y ciclos de sueño mejorados. La fatiga que había dominado su vida comenzó a desaparecer.

Una mañana, de pie frente al espejo, Evelyn sonrió a su reflejo. La opacidad en sus ojos había sido reemplazada por brillo.

Susurró suavemente:
"Mi cerebro sanó mi cuerpo".

Durante años había creído que la sanación estaba fuera de ella: en pastillas, diagnósticos o tratamientos. Pero la verdad había estado dentro de ella todo el tiempo. Su cerebro simplemente necesitaba nuevas instrucciones. A través de la visualización, la atención plena y la constancia diaria, había reescrito su biología. Ya no solo se sentía mejor: se sentía renacer.

Capítulo 10: El Plan de Autosanación (Creando una Práctica Diaria para una Salud de por Vida)

La sanación no es un evento — es un ritmo. Ocurre a través de la repetición, la constancia y la alineación consciente entre la mente, el cuerpo y el espíritu. Cada día, el cerebro interpreta señales provenientes de tus pensamientos, emociones y entorno para decidir si debe proteger o reparar. El **Plan de Autosanación** consiste en enviar los mensajes correctos de manera constante — enseñándole a tu cerebro que la vida es segura, que el cuerpo es resiliente y que la salud es su estado natural. Cuando se practica diariamente, este plan transforma la sanación de una recuperación temporal en un estado permanente de vitalidad.

En el corazón de la autosanación se encuentra la **conciencia**. La conciencia es la base de toda transformación porque no puedes cambiar aquello que no ves. Comienza cada día sintonizando con tu estado interno. Observa tu respiración, tu postura y tu estado de ánimo. Pregúntate: *"¿Qué necesita mi cuerpo hoy?"* Este simple chequeo activa la corteza prefrontal — la parte racional y compasiva del cerebro — mientras calma la amígdala, que gobierna el miedo. Cuando empiezas el día con conciencia en lugar de piloto automático, preparas tu sistema nervioso para la calma, el equilibrio y la claridad.

El segundo pilar del **Plan de Autosanación** es la **rutina**. El cerebro prospera con la constancia; se siente seguro cuando sabe qué esperar. Establece un ritual matutino y nocturno que enmarque tu día con paz. Por la mañana, practica respiración profunda, movimiento suave o visualización para señalar energía y preparación. Por la noche, cambia hacia actividades que inviten a relajarte — luces tenues, escritura en un diario o reflexión de gratitud — para estimular la liberación de melatonina y el descanso. Las rutinas constantes regulan los ritmos circadianos, estabilizan las hormonas y crean la base para una resiliencia duradera.

El tercer pilar es la **nutrición**, tanto física como emocional. La comida es información para el cerebro y el cuerpo. Consumir alimentos integrales y ricos en nutrientes envía señales de abundancia y seguridad, mientras que los alimentos procesados y el exceso de azúcar le dicen al cuerpo que está bajo estrés. Igualmente importante es la nutrición emocional. Las relaciones positivas, la creatividad y la alegría son formas de energía que restauran el cerebro. Los seres humanos estamos diseñados para la conexión; la oxitocina, conocida como la "hormona del vínculo", reduce el cortisol y favorece la reparación celular. Rodéate de personas, experiencias y ambientes que transmitan paz a tu sistema nervioso.

El cuarto pilar es el **movimiento**. El cuerpo humano fue diseñado para moverse — el movimiento hace circular la sangre, el oxígeno y los fluidos linfáticos, todos esenciales para la desintoxicación y la vitalidad. Sin embargo, en este plan el movimiento no se trata de intensidad sino de conciencia. Actividades lentas y rítmicas como yoga, estiramientos, natación o caminar en la naturaleza estimulan el sistema nervioso parasimpático y refuerzan la sensación de seguridad. Cuando te mueves conscientemente, tu cerebro aprende que la energía puede fluir sin miedo, creando armonía entre fuerza y serenidad.

El quinto pilar es la **quietud**. La verdadera sanación requiere momentos de pausa en los que la mente pueda integrar y el cuerpo reparar. La meditación, la respiración profunda y la reflexión silenciosa activan la red neuronal por defecto del cerebro — el sistema responsable de la creatividad, la consolidación de la memoria y el procesamiento emocional. Incluso cinco minutos de silencio al día pueden reducir significativamente las hormonas del estrés y la inflamación. La quietud le enseña al cuerpo que ya no necesita permanecer en modo de defensa. Es el equilibrio de la acción — el espacio donde el crecimiento echa raíces.

Finalmente, el sexto pilar es la **mentalidad**. Los pensamientos son impulsos eléctricos que moldean la biología. Cada creencia que tienes sobre tu salud envía instrucciones a tus células. Si crees que tu cuerpo puede sanar, comenzará a movilizar energía hacia ese objetivo. El cerebro libera sustancias químicas alineadas con tus expectativas dominantes. Por eso la gratitud, el optimismo y la autocompasión no son simples lujos emocionales — son herramientas neurológicas. Cuando cambias del miedo a la confianza en la inteligencia de tu cuerpo, activas conscientemente el efecto placebo, convirtiendo la creencia en bioquímica.

El **Plan de Autosanación** funciona porque integra neurociencia, psicología y sabiduría ancestral en una sola práctica. Es un compromiso diario contigo mismo: vivir con conciencia, nutrirte, moverte, descansar y pensar en alineación con la salud. La sanación no se trata de perfección; se trata de ritmo. Cada respiración, cada pensamiento y cada elección le enseñan a tu cerebro quién te estás convirtiendo. Cuando te comprometes con este proceso, la sanación deja de ser algo que persigues y se convierte en algo que encarnas — de forma natural, cada día.

En busca del plan de sanación perfecto

Sofía había pasado años buscando el plan de sanación perfecto — dietas, suplementos, terapias — y sin embargo nada parecía durar. Cada mejora era seguida por una recaída, dejándola desanimada y confundida. Una noche, mientras reflexionaba sobre su recorrido de salud, se dio cuenta de algo profundo: había estado delegando su sanación en lugar de encarnarla. Esperaba que algo externo la arreglara, cuando en realidad la clave siempre había estado en su mente y en sus hábitos diarios. Esa noche decidió construir su propio plan — un ritmo por el que pudiera vivir.

A la mañana siguiente, Sofía comenzó el día de manera diferente. En lugar de correr hacia su teléfono, se sentó en silencio por un minuto, colocó la mano sobre su corazón y respiró profundamente. *"¿Cómo me siento hoy?"* se preguntó. La respuesta la sorprendió — se sentía ansiosa, pero simplemente reconocerlo calmó su cuerpo. Era la primera vez que realmente se escuchaba sin juzgarse. Salió a caminar unos minutos, respirando lentamente, dejando que la luz del sol bañara su rostro. No era un entrenamiento; era un recordatorio de que estaba viva.

Durante las semanas siguientes, Sofía construyó pequeños rituales. Preparaba comidas nutritivas llenas de colores y sabores que le daban energía. Cambió el hábito de revisar el teléfono por la noche por leer y escribir en su diario. Cada noche anotaba tres cosas por las que se sentía agradecida y una pequeña intención para el día siguiente. Su cuerpo comenzó a responder. Su digestión mejoró, su energía se estabilizó y su mente se volvió más tranquila. Comprendió que su sanación no provenía de una sola acción, sino de la constancia de su cuidado.

Sofía también empezó a practicar la quietud. Al principio, sentarse en silencio le resultaba extraño — sus pensamientos corrían y su lista de tareas pedía atención. Pero permaneció allí. Con el tiempo, el ruido se desvaneció y el silencio se convirtió en su parte favorita del día. En esa quietud comenzó a escuchar nuevamente su intuición — una voz suave que le recordaba su valor y la guiaba hacia decisiones alineadas. Era la voz que había ignorado durante años mientras intentaba hacerlo todo perfectamente.

Poco a poco, su vida se transformó. Ya no veía el estrés como un enemigo, sino como una señal para desacelerar. Empezó a decir no a lo que la drenaba y sí a lo que le daba paz. Su cuerpo, antes tenso y cansado, se volvió fuerte y sereno. Sonreía más, reía con frecuencia y confiaba en su propio ritmo. Sus amigos notaron su energía tranquila y le preguntaron cuál era su secreto. Ella simplemente respondía: *“Dejé de sanar desde el miedo y empecé a sanar desde el amor.”*

Meses después, Sofía se sentó junto a su ventana observando el amanecer con una taza de té. Se sentía centrada, presente y libre. El Plan de Autosanación ya no era un plan que seguía — era en quien se había convertido. Cada respiración que tomaba reforzaba el mensaje que su cerebro ahora conocía de memoria: **Estoy a salvo. Estoy completa. Estoy sanando.**

Y en ese momento comprendió que la salud nunca fue algo que debía recuperar — siempre fue algo que debía recordar.

Epílogo: Regresando a la Calma Interior

La sanación comienza donde la conciencia se encuentra con la elección. A lo largo de este libro, has explorado la extraordinaria capacidad del cerebro para transformar el cuerpo — para restaurar el equilibrio, reconstruir la resiliencia y reescribir décadas de patrones impulsados por el estrés. Lo que has aprendido no es teoría, sino una verdad confirmada por la ciencia y por la experiencia vivida: el cerebro no es tu enemigo, sino tu mayor sanador. Las hormonas, emociones y reacciones que antes parecían incontrolables son, en realidad, mensajes — invitaciones a recordar tu poder. Cada pensamiento que tienes y cada respiración que tomas moldea la química de tu cuerpo. El camino hacia la sanación no se encuentra escapando de la vida, sino dominando tu respuesta ante ella.

El mundo moderno nos condiciona a vivir en modo de lucha o huida — a apresurarnos, preocuparnos y medir nuestro valor por la productividad. Sin embargo, el cuerpo humano fue diseñado para el equilibrio, no para el agotamiento. El sistema nervioso es antiguo y sabio; sabe cuándo proteger y cuándo reparar. El problema es que la mayoría de nosotros nunca le damos permiso para descansar. Confundimos la adrenalina con energía, la tensión con fuerza y el entumecimiento con resiliencia. La verdad es lo contrario: la calma es poder, el descanso es reparación y la conciencia es evolución. Volver a un estado regulado no es debilidad — es tu diseño natural. La sanación comienza en el momento en que decides regresar a tu calma.

El estrés siempre existirá, pero la manera en que lo enfrentas determina si te debilita o te fortalece. Una vida sin estrés no es realista ni necesaria. El objetivo no es eliminar los desafíos, sino enfrentarlos con un cerebro y un cuerpo que sepan adaptarse. Cuando entrenas a tu sistema nervioso para recuperarse rápidamente — para pasar de la tensión a la paz — desarrollas un equilibrio resiliente. Esta es la verdadera definición de sanación: no la ausencia de lucha, sino la presencia de equilibrio. Es una confianza silenciosa de que, pase lo que pase, tu estado interior permanece estable.

Este proceso comienza cada mañana cuando despiertas. Tienes la oportunidad de decidir si dejar que el estrés dicte tu química o crear conscientemente tu clima interno. La respiración es tu primer maestro. Con cada inhalación profunda, le recuerdas a tu cuerpo que está vivo; con cada exhalación larga, le dices a tu cerebro que está a salvo. La conciencia es tu segundo maestro. Cuando notes que surgen el miedo, el juicio o la tensión, encuéntralos con curiosidad en lugar de resistencia. En el momento en que observas tu estrés en lugar de reaccionar ante él, recuperas el control. La calma no es algo que encuentras — es algo que practicas hasta que se convierte en quien eres.

Tus rituales diarios son el lenguaje con el que hablas a tu biología. Cada acto de autocuidado — alimentos nutritivos, movimiento consciente, quietud, risa, gratitud — envía al cerebro un solo mensaje: **"Estoy a salvo."** Cuanto más repitas este mensaje, más lo creerá tu cuerpo. Con el tiempo, tu sistema nervioso se reprograma, las hormonas se equilibran y la inflamación disminuye. La transformación al principio se siente sutil — sueño más profundo, estados de ánimo más estables, pensamientos más ligeros — pero se acumula silenciosamente hasta que un día la paz se convierte en tu estado natural. Te das cuenta de que ya no estás sanando de una enfermedad, sino viviendo en armonía.

La ciencia llama a este proceso **neuroplasticidad**; la sabiduría antigua lo llama **autorrealización**. Ambos describen la misma verdad: el cuerpo sana cuando la mente recuerda quién es. Nunca fuiste diseñado para vivir en miedo constante ni en agotamiento. Fuiste creado para crecer, adaptarte y prosperar. La sanación es tu estado natural porque la vida misma es un sistema que se corrige a sí mismo. Cuando te alineas con esa inteligencia — cuando confías en que la misma fuerza que sana una herida también puede restaurar tu mente — dejas de forzar la sanación y comienzas a permitirla.

A medida que avanzas, recuerda que la sanación no es lineal. Habrá días en los que regresen viejos patrones, en los que la tensión reaparezca y la paz parezca lejana. En esos días, no te desesperes. En lugar de eso, respira y recuérdate: **"Esto es parte de la reprogramación."** El cerebro aprende a través del contraste. Cada vez que eliges la calma en lugar del caos, fortaleces nuevos circuitos. Cada retroceso es otra oportunidad para que el sistema nervioso practique la recuperación. Sé amable contigo mismo. El cuerpo responde a la bondad más rápido de lo que responde al control.

Al final, **La Cura del Estrés** no trata de escapar del estrés, sino de dominar el arte del regreso — el regreso al equilibrio, la claridad y la confianza en la sabiduría de tu cuerpo. No eres una víctima de tu biología; eres su director. Cada pensamiento es una nota, cada respiración un ritmo, y juntos componen la melodía de tu vida. Cuando tu cerebro y tu cuerpo están en armonía, todo fluye — la digestión, la energía, las relaciones, la creatividad, la alegría. Ya no sanas de afuera hacia adentro, sino de adentro hacia afuera.

Permite que esta sea tu afirmación diaria:

"Estoy en calma. Estoy a salvo. Mi cuerpo sabe cómo sanar. Cada respiración que tomo me devuelve al equilibrio."

Lleva esta verdad contigo mientras avanzas por tus días. El plano para la salud ya vive dentro de ti. Todo lo que necesitas hacer es escuchar — a tu respiración, a tus emociones, a tu intuición. La sanación no es un destino, sino un ritmo que vive en cada momento de conciencia. Cuando regresas a ese ritmo, regresas a casa contigo mismo — en paz, completo e infinitamente capaz de renovarte.

www.ingramcontent.com/pod-product-compliance
Lightning Source LLC
LaVergne TN
LVHW010843051026
849532LV00007B/2800
9798349213687